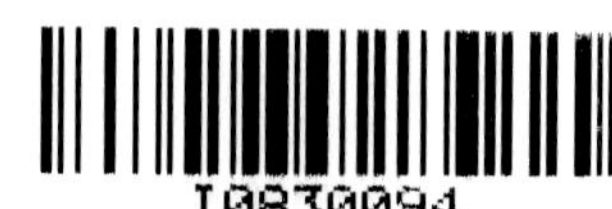
I0830094

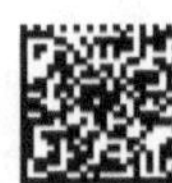

www.ingramcontent.com/pod-product-compliance
Lightning Source LLC
Chambersburg PA
CBHW031244250726
48655CB00005B/2078

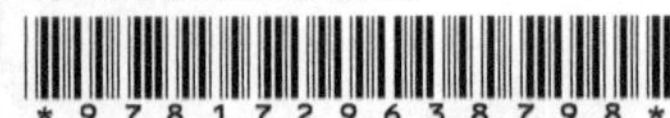